Waltraud Schlittenhardt
Mitten im Leben

Waltraud Schlittenhardt

Mitten im Leben

*Die ungeplante Reise mit meinem
demenzkranken Vater*

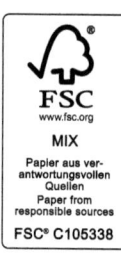

Bibliografische Information der Deutschen
Nationalbibliothek:
Die Deutsche Nationalbibliothek verzeichnet diese
Publikation in der Deutschen Nationalbibliografie;
detaillierte bibliografische Daten sind im Internet über
http://dnb.dnb.de abrufbar.

© 2017 Waltraud Schlittenhardt
Herstellung und Verlag:
BoD – Books on Demand, Norderstedt.

Cover: Daniel Pfefferle, Fa. Fube, Warthausen.

Lektorat: Christiane Kathmann
www.lektorat-kathmann.de

Bibelverse sind folgender Ausgabe entnommen:
Lutherbibel, revidierter Text 1984, durchgesehene Ausgabe
in neuer Rechtschreibung, © 1999 Deutsche
Bibelgesellschaft, Stuttgart.

ISBN: 9783743182325

Dieses Buch ist all denen gewidmet, die ihr Bestes geben, um ihre Angehörigen zu Hause zu pflegen.

Inhalt

Vorwort..9

Verlust 11

Entscheidung..17

Verzweiflung..23

Wunder...31

Vollzeitpflege...35

„Hitze" – Intensive Pflege................................41

„Glühende Hitze" – noch intensivere Pflege...43

Finale..45

Lernprozesse und praktische Tipps..................53

Vorwort

Dieses Buch soll Verständnis und Wertschätzung für pflegende Angehörige wecken.

Pflegende sollen ermutigt werden, ihren Pflegeauftrag anzunehmen, aber auch ohne Scheu Grenzen zu setzen, wo es notwendig ist.

Es ist ein sehr persönliches Buch, das viel mit mir und meinen Lebensumständen zu tun hat. Dennoch glaube ich, dass es eine Hilfe für manchen sein kann, der sich ähnlichen Problemen gegenübersieht.

Mir war wichtig, zu erzählen, wie ich mit dieser herausfordernden Situation umgegangen bin, eine Situation, die sehr schnell jeden betreffen kann.

Ich bin Christin, ich folge Jesus nach, deshalb geht es in diesem Buch auch um meinen persönlichen Glauben an Jesus Christus. Ich hätte die Zeit der Pflege meines Vaters nie ohne die Beziehung zu Jesus überstanden. Jesus erfüllt mein Leben, daher kann ich kein Buch schreiben, ohne ihn zu erwähnen.

Verlust

1996 bekam ich einen Anruf, der für mich alles veränderte.

Meine Mutter war am Apparat und rief aufgeregt: „Ich blute, als ob ich gerade ein Kind geboren hätte!"

Die Diagnose lautete Gebärmutterkrebs.

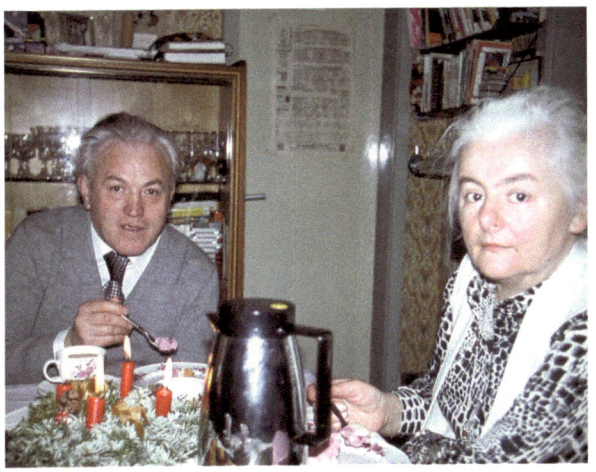

Mama und Papa

Es ist nicht so, dass ich mir nie Gedanken gemacht hätte, völlig ahnungslos war ich nicht. Es gab Zeiten, in denen ich mich fragte: „Was wäre, wenn ...?" Was wäre, wenn meine Eltern so pflegebedürftig würden, dass sie nicht mehr alleine in ihrem Häuschen wohnen bleiben könnten? Was würde ich tun? Wäre ich bereit, sie bei mir aufzunehmen, sie zu pflegen? Könnte ich das überhaupt? Was würde mein Mann dazu sagen?

Dann aber packte ich diese Gedanken wieder ein wie einen Wintermantel, den man in den Schrank hängt – denn diese Fragen schienen unnötig. Meine Eltern waren quicklebendig und genossen ihr Rentnerleben, besuchten Verwandte in Amerika, empfingen gerne Besuch in ihrem gemütlichen, kleinen Zuhause.

Wer dachte da schon, dass sich diese Idylle irgendwann ändern würde?

Doch dann wurden wir grausam von Krankheit und Tod überrascht!

„Du weißt doch, jeder muss einmal sterben ..."

„Ja, aber jetzt doch noch nicht! Es ist noch viel zu früh!", wandte ich ein.

Es war zu früh, viel zu früh, meine Mutter war gerade erst 69 Jahre alt!

Es war Dezember und wir waren mitten in den Vorbereitungen für den siebzigsten Geburtstag meines Vaters. Es sollte ein schönes Fest werden: Das Gasthaus war ausgesucht, die Kuchen waren gebacken, eine Bilderschau über sein Leben war fertig und die Enkelkinder hatten Gedichte einstudiert – wie man es eben bei Familienfeiern so macht.

Alles gut, alles schön!

Doch dann, einen Tag zuvor, wurden wir von einer Schockwelle überrollt. Meine Mutter wurde wegen Blutungen mit dem Notarztwagen ins Krankenhaus gebracht.

Die Diagnose des Arztes war ein Schock für uns. Sie hatte Krebs und nur noch kurze Zeit zu leben. Von der Diagnose bis zu ihrem Tod blieben uns nur noch 9 Monate. Im September des folgenden Jahres starb meine Mutter.

Das war sehr schwer für uns alle, denn Mama war der Mittelpunkt unserer Familie. Sie hatte so viel ausgefüllt, so viel Beziehung gelebt, so viel unternommen. Auch für meinen Vater war sie der Antrieb gewesen, neue Dinge auszuprobieren und zu entdecken. Sie nahm ihn mit in ihr „Boot" und „segelte" mit ihm zu neuen Ufern.

Doch dieses Mal, ja dieses Mal segelte sie alleine fort, ohne ihn mitzunehmen, und sie kam nicht zurück.

Auf ihrem Krankenlager sagte meine Mutter immer: „Ich habe keine Angst vor dem Sterben. Ich weiß doch, wo ich hingehe."

So war es dann auch: Als sie starb, legte sich ein unglaublicher, fast greifbarer Friede auf ihr Gesicht und erfüllte den ganzen Raum.

Sie war im Himmel, bei Jesus, das wussten wir. Es würde ihr nie einfallen, wieder auf die Erde zurückkommen zu wollen. Viel zu schön war es dort: die goldenen Gassen, das immerwährende Licht, Gott-Vater, der alle Tränen abwischt ...

Nein, zurückkommen wollte sie nicht. Wir wussten es.

Die Trauer war groß, besonders bei meinem Vater. Er konnte sich ein Leben ohne seine Frau einfach nicht vorstellen. Mein Bruder und ich hatten unsere Familien, aber Papa ...

Papa hatte wirklich sein Liebstes verloren!

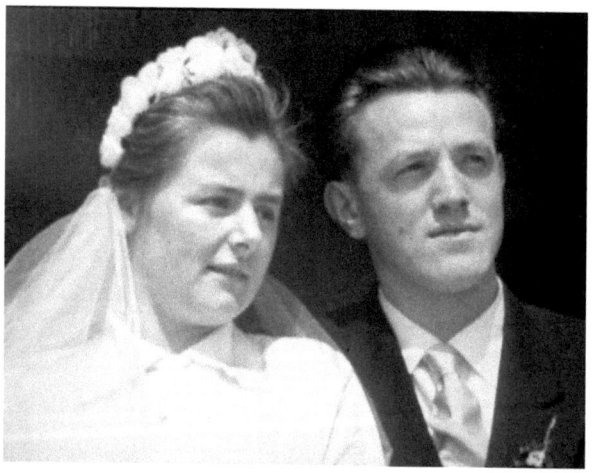

Hochzeit 1954

Er weinte jeden Tag. Wenn er Haare von ihr fand, weinte er, wenn er Kleider von ihr sah, weinte er. Er fühlte sich wie ein halber Mensch, wie das Segelboot ohne Segel, wie ein Rosenstrauch, der nur Blätter hat, aber die Blüten fehlen.

Wie sollte er ohne sie weiterleben?

Weil ich es nicht mehr aushielt, packte ich alle Kleider meiner Mutter in Kisten und schickte sie mit einem Hilfswerk nach Rumänien. Es war ein mitleidiger, verzweifelter Versuch, die Erinnerung an Mama erträglicher zu machen.

Drei Jahre kämpfte mein Vater den Trauerkampf.

Drei Jahre blieb er alleine in seinem Häuschen wohnen.

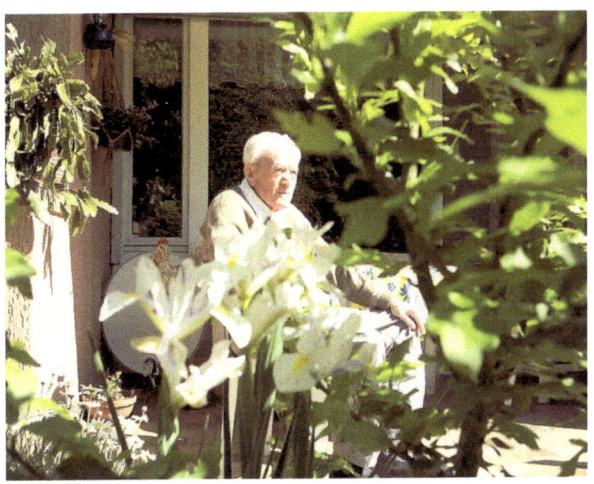

Natürlich gab es auch Lichtblicke in dieser Zeit – wenn er sich herauswagte aus seiner Trauerhöhle, wieder herzhaft lachte, seinen trockenen Humor zurückgewann.

Doch dies waren nur kurze Augenblicke, als ob man eine Tür aufmacht und durch den Spalt vergangenes Glück wie ein Lichtstrom hereinbricht.

Doch so schnell wie diese Tür aufging, so schnell ging sie auch wieder zu.

Entscheidung

Das neue Jahrtausend brach an.

An einem sonnigen Sonntagmorgen ging ich vor dem Gottesdienst zu meinem Vater, um ihn abzuholen. Normalerweise war er dann schon ausgehbereit. Doch an diesem Tag saß er völlig hilflos im Wohnzimmer auf dem Sofa. Unrasiert, die Unterhose über der Alltagshose angezogen, redete er verwirrt vor sich hin. Erschrocken fragte ich ihn, was denn los sei, doch er konnte mir keine vernünftige Antwort geben. Ich sah in sein Gesicht und stellte fest, dass eine Gesichtshälfte wie gelähmt herunterhing.

„Das war ein leichter Schlaganfall", sagte später der Arzt.

Tränen liefen mir die Wangen herunter, als ich versuchte, meinen Vater richtig anzuziehen.

Oben im Schlafzimmer machte ich noch schnell sein Bett zurecht, da hörte ich ganz deutlich die Worte: „Alles, was ihr einem meiner geringsten Brüder getan habt, das habt ihr mir getan!" Das steht in der Bibel, im Matthäusevangelium Kapitel 25, Vers 40. Ich wusste, es war Jesus, der in diesem Moment diesen Satz immer wieder in meine Gedanken hineinsprach. Es war wie ein Auftrag und gleichzeitig auch eine Ermutigung, etwas zu tun, das ich mir nicht ausgesucht hätte.

Wollte ich diesen Auftrag annehmen?

„Ja, ich will", sage ich.

Mein Vater erholte sich von dem Schlaganfall, aber in den Wochen danach wurde die Diagnose „Altersdemenz" immer mehr bestätigt.

Mein Vater stand nachts auf und lief ohne Schuhe im Dorf umher. Er ging auch sonntags zum Bäcker und wollte Brot kaufen, obwohl der Bäcker noch nie sonntags geöffnet gehabt hatte.

Einmal klingelte er noch vor dem Sonntagmorgen-Gottesdienst beim Pfarrer. Mein Vater wusste nicht, warum er dort war oder warum er geklingelt hatte. Doch der Pfarrer sah seine nasse Hose und seine schuhlosen Füße. Schnell holte er aus seinem Schrank Hose und Schuhe und half ihm beim Kleidungswechsel. Er informierte meinen Onkel und betete im Gottesdienst für die Alten und Kranken in der Gemeinde. „Danke, Herr Pfarrer!"

Immer wieder irrte mein Vater in seinem Haus umher wie ein Fremder auf Wanderschaft. Da wurde ihm das rote Licht der Kühltruhe zu einer Bedrohung und er zog kurzerhand den Stecker aus der Steckdose. Die Folge davon war, dass die Ernte eines ganzen Sommers aus dem Garten unserer lieben Tante Hanna in der Kühltruhe schwamm. Tante Hanna weinte, als sie es sah, doch immer wieder sagte sie: „Ich will ihm vergeben, er kann ja nichts dafür." Sie war mir in vielem ein Vorbild.

Mein Vater wusste auch nicht mehr, wo die Toilette war, er nahm sich einfach den schönen, kleinen Tontopf, den Mama immer mit Wasser gefüllt aufgestellt hatte, um die Luft im Zimmer zu verbessern, und pinkelte hinein. „Ach, Papa, warum musstest du das tun? Der schöne Topf!", rügte ich ihn.

In all dem mussten wir erkennen, dass mein Vater unfähig war, weiterhin alleine in seinem Haus zu leben.

Wegen seines schlechten Allgemeinzustandes ordnete der Arzt einen Krankenhausaufenthalt an. Diese Zeit nutzten wir, um in Ruhe zu überlegen, was wir tun sollten.

Wir setzten uns zusammen und in Absprache mit meinem Mann und meinem Bruder entschied ich mich, meinen Vater zu mir nach Hause zu nehmen.

Gerade in dieser Zeit fand unsere Nachbarin einen Job in einer anderen Stadt. Dadurch wurde die Zwei-Zimmer-Wohnung nebenan frei und wir konnten sie für meinen Vater mieten.

War das nicht ein erstaunliches „Timing" Gottes? Genau als wir Wohnraum brauchten, bekamen wir ihn. Wir hätten meinen Vater niemals zu uns in unsere 85-Quadratmeter-Wohnung nehmen können, da unsere beiden Kinder noch zu Hause lebten.

Im November 2000 holte ich meinen Vater aus dem Krankenhaus, zwei Tage nach meinem Geburtstag. Schemenhaft konnte ich mir vorstellen, was auf mich zukommen würde, und so wollte ich meinen Geburtstag noch ohne meinen Vater genießen.

Doch dann war es so weit und mein Vater kam mitten in unserem Leben an. Allerdings mussten wir uns sehr an dieses neue Leben miteinander gewöhnen.

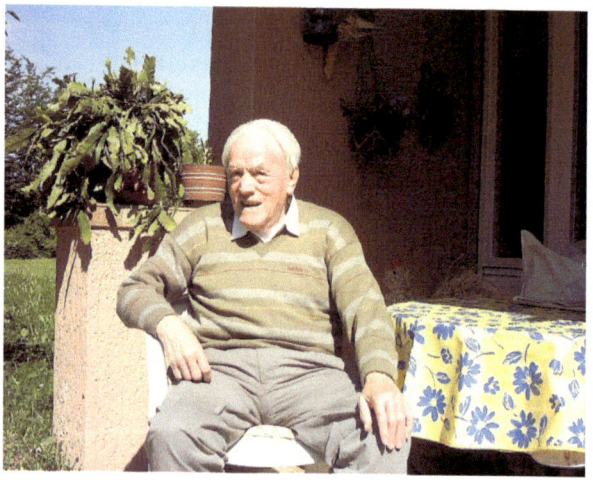

Papa zieht bei uns ein

Es fiel meinem Vater beispielsweise sehr schwer, zu akzeptieren, dass ich jetzt sagte, wann es Zeit für ihn war, ins Bett zu gehen. Er wehrte sich und schlug mich auf die Wange, da rief ich meinen Bruder zu Hilfe, der mit meinem Vater ein „ernstes Wörtchen" redete.

Aber mein Vater verstand nichts und behauptete, er hätte nichts gemacht. Er glaubte uns auch sonst nicht viel, sondern lebte in seiner eigenen Welt, in der es keine Diskussionen gab. Er hatte immer recht und er war immer gut.

Wir waren sehr froh, dass mein Bruder und ich gleich nach dem Tod unserer Mutter mit ihm zum Notar gegangen waren und eine Generalvollmacht hatten ausstellen lassen. Es war damals für meinen Vater kein Problem gewesen, uns in allen Bereichen sein vollstes Vertrauen auszusprechen. Das half uns nun bei allem, was mit Behörden oder Banken zu erledigen war.

In unserer Familie wurde immer gerne musiziert und gesungen, ohne Gitarre kann ich mir meinen Mann gar nicht vorstellen. Musik ist wunderschön!

Der griechische Philosoph Aristoteles sagte: „Im Wesen der Musik liegt es, Freude zu bereiten."

Wie recht er hatte! Doch die Freude bei mir hielt sich in dieser Zeit häufig in Grenzen, denn mein Vater spielte Mundharmonika – und er spielte sehr oft Mundharmonika.

An einem Tag hörte ich, wie meine Tochter Lieder von Whitney Houston trällerte, mein Sohn gerade an einem neuen Rap-Song bastelte und Opa

Mundharmonika spielte und alte Kirchenchoräle schmetterte.

Eine musikalische Familie, wie schön!

„Wo soll ich bloß hin?", fragte ich mich. „Wo finde ich Ruhe?"

Ich beschloss, einen Spaziergang zu machen und ging durch die Terrassentür hinaus. Aber da hörte ich auch schon den bekannten Gang meines Vaters. Er schlurfte beim Gehen, weil er seine Beine nicht mehr heben konnte, und wackelig, wie er war, stolperte er oft. Schnell war ich bei ihm und half ihm.

Größere Spaziergänge konnte mein Vater nicht mehr machen. Er bekam mitten im Gehen einen Schwächeanfall und setzte sich auf den Boden, sodass mein Mann uns manchmal mitten auf dem Feldweg mit dem Auto aufsammeln musste. Deshalb hielt ich es an diesem Tag für besser, mit meinem Vater auf der Terrasse zu bleiben.

In diesem Moment stieg drohend das Gefühl von Unfreiheit in mir auf. Ich war gefangen in meinen vier Wänden, die Tür war ins Schloss gefallen und der Schlüssel war umgedreht worden.

Ich fühlte mich meiner Freiheit beraubt, ich konnte nicht mehr tun und lassen, was ich wollte!

„Wie lange wird das noch gehen?", fragte ich mich. Damals ahnte ich noch nicht, dass es jahrelang weitergehen würde, um genauer zu sein: neun Jahre lang.

Verzweiflung

Manche wissen, dass man Fragen wie „Warum ich?" oder „Warum mein Vater?" lieber nicht stellen sollte, da man sowieso keine Antwort darauf bekommt.

Mich überwältigten diese Fragen wie eine Sturmflut, wie ein Platzregen, vor dem man sich nicht retten kann und aus dem man nur völlig durchnässt herauskommt.

Warum ich?

Bitterkeit stieg in mir hoch und ich dachte: „Ich kann jetzt weiterführen, was meine Mutter jahrelang gelebt hat, meinen Vater bedienen von vorne bis hinten!!

Aus der Tiefe meines Herzens kam der Satz: „Das will ich nicht!"

Manchmal war ich so am Ende meiner Kräfte, dass ich mir wünschte, diese Belastung würde endlich aufhören.

„Wenn er jetzt tot im Bett liegen würde, würdest du dich darüber freuen?", fragte mich mein Mann einmal, damit ich mir über meine eigenen Wünsche klar werden konnte.

Ich stellte mir die Situation vor, wie ich ihn anschaute und merkte, dass er tot ist. Und plötzlich spürte ich, wie große Trauer in mir hochstieg. Ich wusste, ich würde sehr weinen, weil es doch immer noch mein Vater war, auch wenn er sich so stark verändert hatte. Mein Vater, der mich oft getröstet hatte, der mich hochgenommen und mir einen Kuss gegeben hatte.

Mein Vater, der sonntagmorgens mit uns ins „Saiwäldle", ein Naherholungsgebiet gegangen war, um im Frühling Schlüsselblumen für meine Mutter zu pflücken. Mein Vater, der so oft zu mir gesagt hatte: „Du bist mein Schatz!" Der Mann, den ich im Auftrag meines Bruders mit einem Kuss überreden sollte, damit wir einen Fernseher bekamen. „Du kannst das, auf dich hört er", hatte mein Bruder gesagt. Und so war es auch gewesen.

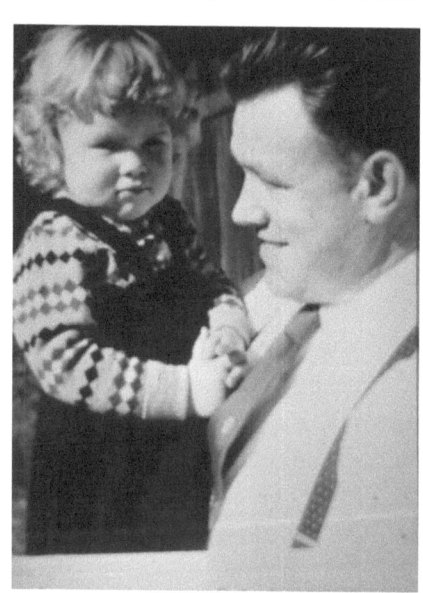

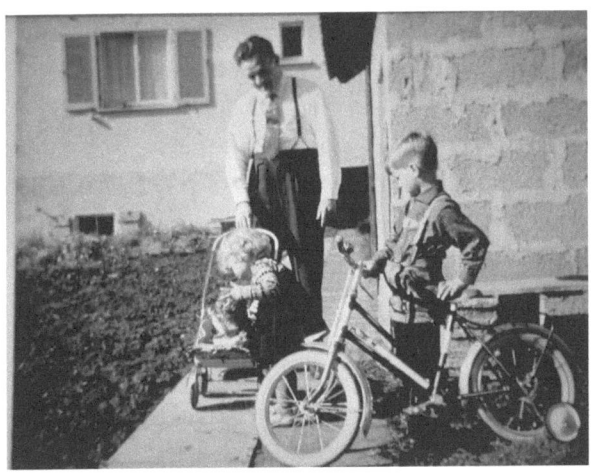

Papa, mein Bruder Martin und ich, 1961

Ja, er war der gute Vater gewesen, der uns ein Nest baute und uns versorgte. Natürlich hatte er auch negative Seiten gehabt, aber das ist bei jedem Menschen so.

Trotzdem war ich hin und her gerissen. Einmal sah ich das Positive, dann wieder das Negative und fühlte mich gefangen darin, dass ich nun eine Rolle übernehmen sollte, die meine Mutter jahrelang ausgefüllt hatte, die ich für mich aber nicht wollte.

Doch dann kamen mir die Worte in den Sinn, die Jesus zu mir gesagt hatte, als ich nach dem Schlaganfall das Bett meines Vaters gemacht hatte. An dem Tag, an dem ich erkannt hatte, dass mein Vater nicht mehr lange alleine in seinem Haus bleiben konnte. Als ich verstand, dass ich wohl diejenige sein würde, die ihn aufnehmen und pflegen sollte. „Was ihr einem meiner geringsten Brüder getan habt, das habt ihr mir getan."

In dieser Zeit hatte ich oft den Eindruck, als wenn ich weit über meine Begrenztheit und meine Umstände hinaus erhoben worden wäre. Ich war wie ein Adler, der seine Schwingen ausbreitete und sich in die Lüfte erhob. Ich befand mich nicht mehr in der Perspektive des Positiven oder Negativen. Ich hatte eine „Adlerperspektive", in der ich die Dinge von oben betrachten konnte. Diese zeigte mir, dass es einen Anfang gab und auch ein Ende.

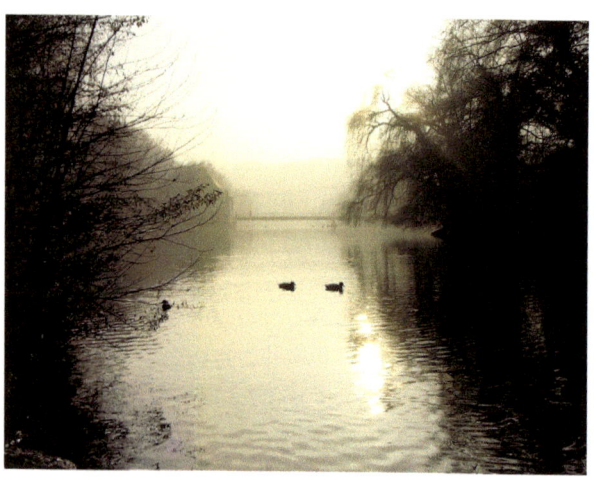

An der Enz

Ein paar Tage später, als mein Vater abends im Bett lag, kamen diese klaren Worte aus seinem Mund: „Danke für alles, was du machst."

Überhaupt bedankte er sich oft und das tat mir gut.

Die Zeit verging und der Zustand meines Vaters verschlechterte sich immer mehr. Noch hatte er Pflegestufe 2, das heißt „schwer pflegebedürftig".

Pflegestufe 2, das liest sich so nüchtern, aber in unserem Leben sah das so aus:

Ich sagte morgens zu meinem Vater: „Steh bitte auf!"

„Aufstehen, ah … aufstehen."

„Ja, Papa, steh auf!"

„Aufstehen."

„Ja, steh bitte auf." (Ich zog ihn am Arm hoch)

„Ja, so heißt das: Aufstehen."

Ich erkannte, dass er nicht mehr verstand, was ich meinte, auch wenn er die Wörter nachplapperte. In anderen Situationen war es so, dass er Aufforderungen zwar verstand, sie aber nicht mehr umsetzen konnte.

Ich gab ihm beispielsweise die Zahnbürste mit Zahnpasta darauf in die Hand und sagte: „Jetzt kannst du deine Zähne putzen."

„Zähne putzen, wo ist jetzt das?", fragte er.

„In deinem Mund", erwiderte ich.

Erleichtert sah ich, dass er verstanden hatte, und sich seine Zähne putzte. Doch dann putzte er auch den Wasserhahn mit der Zahnbürste.

In einer anderen Situation zeigte ich ihm eine große Blüte an einem Blumenstock am Fenster. Ich sagte: „Siehst du, wie diese Blüte jetzt aufbricht?"

„Ja, so groß und ganz rot, das habe ich auch schon gegessen", meinte er.

Oft wollte er etwas mitteilen, doch es kamen einfach die falschen Wörter aus seinem Mund.

Dann schaute ich ihn an und er tat mir so leid. „Ach, Papa, wer hätte das vor ein paar Jahren gedacht, damals war alles noch normal, jetzt hat sich so viel in unserem Leben verändert."

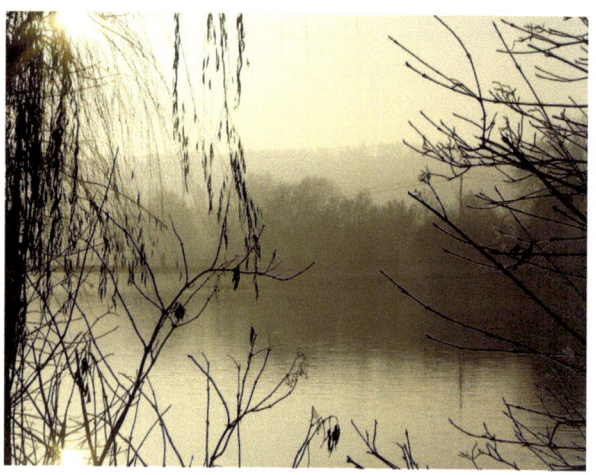

An einem Abend las ich in der Zeitung einen Bericht über pflegende Angehörige. Dort hieß es, dass nach einer Statistik 80 Prozent der pflegenden Angehörigen depressiv werden. „Das sind ja schöne Aussichten", dachte ich und erzählte meinem Sohn davon, der gerade zur Tür hereinkam. Er hörte sich alles an. Dann stellte er sich vor mich hin, sah mich eindringlich an und sagte: „Mama, du gehörst zu den 20 Prozent, du wirst nicht depressiv werden, weil Jesus darüber wacht."

Für mich war das wie eine Zusage, die direkt von Gott kam! Er hatte den Mund meines Sohnes dafür benutzt.

Wunder

Nach über fünf Jahren der Pflege wurde ich einmal gefragt: „Wie geht es dir, Waltraud?"

Ich wusste nicht, was ich antworten sollte. Wenn ich „gut" gesagt hätte, hätte es nicht gestimmt, aber „schlecht" hätte auch nicht gepasst.

„Ich pflege meinen Vater", erwiderte ich deshalb.

„Oh, du liebe Zeit, wie schaffst du das?"

Natürlich strengte mich diese Dauerpflege an. Aber Gott ermutigte mich immer wieder, weiterzumachen. Ich erahnte, dass es mir zum Besten dienen würde!

Einmal sprach Gott „einfach so" zu einem Freund über meinen Vater. Es war, als würde Gott zu mir sagen: „Waltraud, du willst immer Wunder sehen – hier, bitte schön, da hast du eines!"

Unser Freund hatte nicht viel mit meinem Vater zu tun und dachte auch nicht an ihn, sondern beschäftigte sich mit seinem bevorstehenden Urlaub, den er mit seiner Familie verbringen wollte. Doch während der nächtlichen Fahrt zum Urlaubsort erlebte er ganz deutlich den Heiligen Geist.

Er schrieb es später so auf:

Ich sah Richard ganz strahlend weiß gekleidet, mit mächtigen Flügeln auf dem Rücken und einem

Schwert in seiner Hand. Gott sagte: „Das ist die stärkste geistliche Waffe, die er in seinem ganzen Leben bekommt. Denn ich lebe in ihm, ich bin nicht beeinflusst von äußerer Schwachheit und Zerfall. Ich bin mächtig in Richard. Schaut nicht auf die Hülle, schaut auf Jesus."

Ich fragte: „Für was kämpft Richard, für was steht er ein?"

Und der Herr antwortete: „Für seine Familie. Es kommt eine große Freiheit in seine ganze Familie!"

Gott ist nicht beeinflusst von Schwachheit und Zerfall

Mein Vater konnte in dieser Zeit oft Worte nicht mehr so formulieren, dass man sie verstand. Doch Gott kann so etwas nicht daran hindern, einen Menschen zu gebrauchen, und da, wo ich dachte: „Das ergibt doch keinen Sinn!", genau da war Gott ganz groß und tat Dinge durch meinen Vater, die über meinen Verstand hinausgingen.

So gab mein Vater einmal einer jungen Frau die Hand und sagte zu ihr in klar verständlichen Worten: „Du bist ein gutes Mädchen!" Im gleichen Moment brach sie in Tränen aus, weil sie so überwältigt war von Gottes Liebe. In ihrer Vergangenheit hatte sie viele Fehler gemacht, für die sie Gott um Vergebung gebeten hatte – und Gott antwortete ihr durch meinen Vater.

Singen

Mein Vater sang abends beim Einschlafen und morgens beim Aufwachen. Ich fragte den Nachbarn, der die Wohnung neben uns hatte, ob ihn das störte und er antwortete mit Tränen in den Augen, ich solle meinen Vater ja singen lassen. Ihn würden Hunde und Katzen in diesem Haus stören, aber das Singen meines Vaters nicht.

Konnte es sein, dass das Singen meines Vaters sein Herz berührte?

Engel

Eine Zeitlang hatte ich ständig das Gefühl, ein Engel würde sich neben meinen Vater setzen, wenn ich kurz wegging. Das gab mir große Sicherheit und Frieden ins Herz.

Eines Morgens setzte ich meinen Vater aufs Bett. Er schaute in eine Ecke seines Zimmers und sagte: „Was steht denn da? Da steht ein Engel, da steht ein Engel!"

Ich erwiderte, überwältigt von diesem heiligen Moment: „Wow, Papa, der ist extra für dich vom Himmel hergeschickt worden!"

Er antwortete: „Ja, da war Jesus hier."

An diesem Morgen waren seine Worte klar und verständlich!

Vollzeitpflege

Die Tage vergingen. Ich merkte, wie müde ich mich fühlte; ich konnte nicht mehr alles leisten, was ich auf meinem Lebensprogramm stehen hatte. Ich musste Abstriche machen, musste Entscheidungen treffen.

Meinen Vater ins Altenheim zu bringen, kam für mich nicht infrage. Deshalb entschied ich mich, meine Arbeit bei der Stadtbücherei zu reduzieren.

Ich beantragte Sonderurlaub. Meine Chefin war sehr freundlich und sagte mir, sie bewundere, was ich tue. Ein Jahr lang wollte sie meine Stelle bei der Stadtbücherei für mich freihalten. Nach diesem Jahr konnte ich mich dann wieder neu entscheiden.

Die Arbeit bei der Stadtbücherei hatte mir sehr viel Spaß gemacht. Ich liebte Bücher und ich hatte mich immer gerne mit Büchern umgeben. Doch jetzt, auf dem Nachhauseweg, fühlte ich mich erleichtert. Die Entscheidung war richtig. Ich hatte zwar nur zwei Tage in der Woche in der Bücherei gearbeitet, aber selbst das war nun einfach zu viel geworden. Der Zeitaufwand, den ich für die Pflege meines Vaters benötigte, wurde immer größer, denn er wurde noch pflegebedürftiger.

Ich wurde auch immer häufiger von Situationen überrascht, auf die ich nicht vorbereitet war. Es fühlte sich an, als ob ich auf einem Geröllfeld den

Berg hinunterrutschte, es gab kein Halten, bis ich völlig durchgerüttelt am Ende ankam.

So war es an einem Tag im Mai, als mein Mann und ich von einer Reise zurückkamen. Die gemeinsame Zeit hatte uns sehr gutgetan und mein Vater war von unserem Sohn und unserer zukünftigen Schwiegertochter sehr gut versorgt worden. Aber schon zwei Stunden nach unserer Rückkehr holte mich der Alltag wieder ein. Mein Vater wurde krank und ich wusste zeitweise nicht mehr, wo mir der Kopf stand.

Um 22 Uhr hörte ich meinen Vater in seinem Bett singen. Es war aber nicht der übliche „Singsang", sondern eher ein Wimmern, das mich aufhorchen ließ. Sofort ging ich in sein Zimmer und entdeckte, dass er in sein Bett erbrochen hatte. Schnell beugte ich mich über ihn und fragte ihn, wie es ihm ging. Anstelle einer Antwort erbrach er erneut. Es traf mein Gesicht und meinen weißen Pullover, aber das war alles Nebensache, denn seine weit aufgerissenen Augen vermittelten mir höchste Alarmstufe. Er lag wie immer auf dem Rücken und in diesem Moment verschluckte er sich an seinem Erbrochenen. Er riss die Augen auf, sodass ich glaubte, er würde sterben.

„Oh nein, er erstickt!", rief ich aus.

Geistesgegenwärtig löste ich das Bettgitter, schlug seine Bettdecke zurück und setzte ihn an den Bettrand, damit sein Oberkörper aufrecht war und er besser ausspucken konnte, was seine Atmung behindert hatte. Ich betete um den Frieden Gottes und ganz langsam beruhigte er sich, das Erbrechen hörte auf.

Die Rückenlehne des Krankenbettes stellte ich aufrechter, damit er nicht so flach im Bett lag. Ich legte meinen Vater vorsichtig wieder zurück ins Bett, wo er erschöpft einschlief. Die Zimmertüre ließ ich auf, damit ich sofort wieder bei ihm sein konnte. Dann legte ich mich nebenan vollkommen erledigt in mein Bett, es war etwa um 1:30 Uhr in der Früh.

Mein Schlaf war sehr unruhig und natürlich bemerkte mein Mann meine Unruhe. Er war mir in diesem Moment, wie in so vielen in den letzten Jahren, von unschätzbarem Wert. Mein Mann ist für mich ein echtes Geschenk.

Er sagte mir, ich solle meinen Vater vollkommen in Gottes Hände abgeben: „Jesus weiß, wann die letzte Stunde für ihn hier auf der Erde ist, und wenn es heute Nacht ist, dann wollen wir das von Jesus so annehmen.

Ich betete: „Jesus, ich lege meinen Vater jetzt in deine Arme. Du allein bestimmst sein Leben und ich muss mir keine Sorgen um ihn machen. Er liegt in deinem Arm, etwas Besseres kann ihm nicht passieren."

Von da an konnte ich gut schlafen. Am nächsten Morgen nahm mein Mann sich frei, und als ich nach meinem Vater schaute, lag er friedlich schlafend in seinem Bett.

Unser Vater erholte sich nur sehr langsam von diesem schweren Infekt. Die Krankheit hatte zur Folge, dass er nicht mehr aufstehen konnte, er war einfach zu schwach dazu und ich musste ihn im Bett waschen.

Ja, es ist wahr, wir erlebten damals keine Höhenflüge, doch auch in dieser schweren Zeit gab es immer wieder Lichtblicke, Sonnenstrahlen, die unseren Tag erhellten.

„Kann man eigentlich mitten im Sommer Weihnachtslieder singen?", fragte ich mich.

Ja, man kann! Zumindest mein Vater konnte es. Mit welcher Hingabe er an einem heißen Tag im Juni auf der Terrasse in seinem Rollstuhl sitzend „Ihr Kinderlein kommet" sang, war beeindruckend. Die Worte kamen zwar falsch aus seinem Mund, doch die Melodie stimmte und er war genau im Takt.

Der Gärtner, der gerade die Außenanlage richtete, schaute mich an, und dann prusteten wir gemeinsam los und lachten herzlich miteinander. Und mein Vater lachte mit!

Lachen befreit ungemein!

Diese Situation war für mich besonders lustig, weil mein Vater immer alles ganz genau gemacht hatte. Für ihn wäre es früher undenkbar gewesen, ein Weihnachtslied im Sommer zu singen! Das hätte der Perfektionist in ihm nie zugelassen.

Doch nun setzte er sich in kindlicher Freude über alle Maßstäbe hinweg.

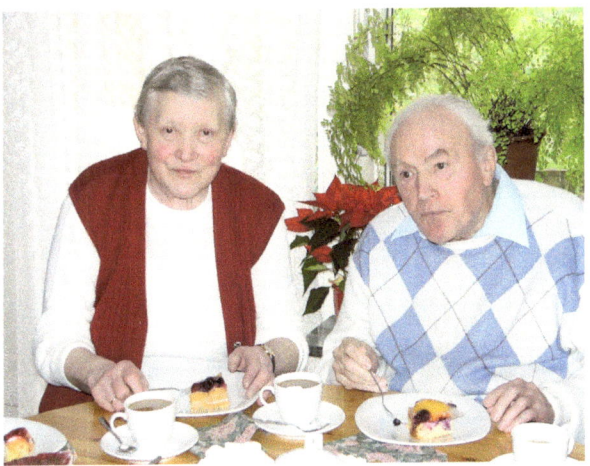

Papa mit seiner Schwester Elfriede

„Hitze" – Intensive Pflege

2007 musste ich den Pflegeablauf völlig umstellen und mich an eine neue Situation gewöhnen. Nach dem schweren Infekt konnte er nicht mehr aufstehen und war deutlich pflegebedürftiger geworden. Er wurde nun in Pflegestufe 3 eingestuft, die höchste Pflegestufe. Um die Pflege besser bewältigen zu können, bekam ich bald darauf von der Pflegekasse einen Patientenlifter ausgeliehen, der den Transfer vom Bett in den Rollstuhl erleichtern sollte.

Den Umgang mit dem Lifter musste ich erst lernen, doch mein Vater machte alles gut mit. Er verhielt sich so, als ob es das Natürlichste auf der Welt wäre, mit einem Lifter aus dem Bett gehoben zu werden. Der Lifter wurde bald zu meinem „besten Pferd im Stall". Ich war so dankbar, dass die Pflegekasse ihn genehmigt hatte, denn in anderen Situationen war der Umgang mit der Pflegekasse für mich sehr herausfordernd gewesen.

Die Pflegekasse erschien mir oft wie eine drohende Festung, die hoch oben auf einem Berg thront und deren Mauern meterdick sind. So leicht kommt man nicht in diese Festung hinein. Oft ist da noch der „Wassergraben der Gesetze" zu überwinden, und selbst wenn man glücklich über die „Brücke der Freundlichkeit der

Empfangsdame" hinwegschreitet, droht einem im Inneren das vernichtende Nein des zuständigen Sachbearbeiters.

Trotzdem, ich versuchte es immer wieder und wieder, mit Anträgen und Genehmigungen, mit Bescheinigungen und Erklärungen. Die Pflegereform war noch nicht weit fortgeschritten und so scheiterte ich regelmäßig.

Einmal stand ich wieder wie ein Bettler vor der Tür und fragte, ob sie nicht so freundlich wären, einen Schlafoverall für meinen Vater zu bezahlen. Er kostete ca. 80 Euro. Wir benötigten ihn, da mein Vater nachts mit seinen Händen immer in die Windel fasste.

Die Sachbearbeiterin sagte Nein. Das wäre ja noch schöner, für so was müsse man privat aufkommen!

Die Kur, die ich bei meiner Krankenkasse beantragt hatte, wurde auch abgelehnt. Nach sieben Jahren Pflege war ich verspannt und ab und zu tat der Rücken weh. Es war bis jetzt noch nicht schlimm, doch ich wollte vorbeugen, ein paar Wochen etwas Anderes sehen und hören, wollte mich erholen, mich kreativ betätigen, Leute kennenlernen, die in ähnlichen Situationen waren. Zeitweise schien es mir so, als ob die Krankenkasse alles ablehnen würde.

„Glühende Hitze"
– noch intensivere Pflege

Im Jahr 2008 begann mein Vater „Ausfälle" zu haben, die mich psychisch sehr mitnahmen. Wenn ich nicht nach ihm schaute, saß er ununterbrochen in der gleichen Körperhaltung da, ohne etwas zu trinken, ohne zu singen, ohne sich zu bewegen. Er hatte die Hände auf dem Tisch, den Kopf geneigt und schien bereit zur „Abreise."

Als ich die Annonce für einen Pflegekurs in der Zeitung las, dachte ich: „Das ist genau das Richtige! Schwerstpflege ist das, was ich jetzt mache, da können einige professionelle Tipps nicht schaden."

Mir gefiel es in diesem Kurs sehr gut und der Austausch mit Menschen in der gleichen Situation war sehr bereichernd für mich. Ich fühlte mich verstanden und die praktischen Tipps zur Pflege waren sehr hilfreich.

Unsere Ärztin setzte sich bei der Pflegekasse dafür ein, dass mein Vater einen Pflegestuhl bekam. Das ist ein Rollstuhl, der auch in Liegestellung gebracht werden kann, damit die Patienten kürzere Schläfchen in diesem Stuhl machen können und nicht jedes Mal ins Bett gelegt werden müssen. Zur

Freude aller wurde dieser Stuhl von der Pflegekasse genehmigt.

Mein Vater hatte nun beim Mittagessen große Schwierigkeiten, den Löffel in den Mund zu bekommen. Er führte ihn immer neben seinen Mund, als ob er einen Mund neben seinem Mund hätte, einen Doppelmund sozusagen. Ich scheute mich sehr, ihm das Selberessen abzunehmen, war es doch das Einzige, was er noch eigenständig machte. Wenn ich ihm das Essen eingegeben hätte, hätte er auch noch den letzten Rest Selbstständigkeit verloren! Aber ich wusste genau, früher oder später würde es so weit sein.

Ach, wie begrenzt alles wird, wie klein die Welt eines an Demenz Erkrankten doch ist, so hilflos und angewiesen auf sein Umfeld. Es erinnert mich an einen kleinen Fuchs in der Höhle, der wimmernd wartet, bis seine Mutter mit dem Futter nach Hause kommt.

Mein Vater saß an seinem Platz in seinem Rollstuhl, wartete, bis er Trinken und Essen bekam, wartete, bis sich jemand zu ihm setzte und mit ihm redete, wartete, bis ihn jemand ins Bett brachte, ihm die Windel wechselte, ihn eincremte, ihn zudeckte, mit ihm betete. Selbst konnte er nichts mehr tun, ja nicht einmal mehr sagen, was er benötigte.

Finale

Wieder einmal saß mein Vater in seinem Rollstuhl in der Küche. Als ich hereinkam, sah ich, dass er weinte. Er versuchte, mir etwas zu erklären, aber er plapperte wie ein einjähriges Kind und ich verstand ihn nicht. Ich konnte jetzt nur noch erahnen, was er sagen wollte. Doch manchmal war mir das auch schon zu viel, ich wollte es gar nicht wissen! Da erschrak ich über mich selbst. Ich fragte mich: „Bist du schon so abgestumpft?"

Es war so anstrengend, in einer so bedrückten Atmosphäre immer freudig und freundlich zu sein. „Wenn du mir nicht hilfst, Jesus, bin ich verloren", betete ich oft.

2009 konnte mein Vater nicht mehr selbst essen. Der Zeitaufwand, den ich für ihn aufbrachte, war enorm. Manchmal wusste ich nicht, wie ich den Tag bewältigen sollte. Es gab Tage, an denen ich zuversichtlicher war, aber an anderen dachte ich: „Ich vollbringe von morgens um sieben bis abends um sieben Schwerstarbeit, sieben Tage die Woche." Es war sowohl körperlich als auch psychisch schwer. Oft war ich nicht in der Lage, irgendetwas Kreatives zu machen, obwohl ich es gerne getan hätte. Doch ich konnte nicht, meine Kraft reichte nicht mehr aus.

Seit Dezember 2008 hatte ich innerlich gespürt, dass ich meinen Vater nicht mehr lange pflegen konnte, es würde bald zu einem Ende kommen.

Bestätigt wurde diese Ahnung zunehmend durch unerträgliche Situationen, in denen mein Vater immer unruhiger wurde und auch nachts in einem Delirium schrie, ohne dass wir ihn beruhigen konnten. Uns wurde klar, dass wir so nicht mehr mit ihm leben konnten.

Im Sommer 2009 informierte ich mich über die Finanzierung der Dauerpflege beim Sozialamt. Dabei erinnerte ich mich an einen Tag, einige Monate nach der Beerdigung meiner Mutter. Da hatte mich mein Vater in seinem ganzen Haus umhergeführt und mir erklärt, was er alles selbst – mit seinen eigenen Händen – gemacht hatte.

„Sieh dir die Tür an, den Rahmen habe ich selbst gemacht und eingesetzt und die Tür habe ich selbst zugeschnitten!" Er war stolz auf seinen Beruf, er war Modellschreiner gewesen und hatte sehr genau arbeiten müssen. Das tat er gerne, er war handwerklich sehr begabt. Seinen Enkelinnen baute er wunderschöne Puppenstuben.

Damals war mir klar gewesen, dass er sein Haus nie verkauft hätte, wo er doch so viel investiert hatte. Freiwillig ausziehen, das wäre damals für ihn nicht in Frage gekommen.

Nun, 11 Jahre später, als ich mich über die Dauerpflege im Altenheim informierte, machte mir das Sozialamt klar, dass alle seine Ersparnisse, wie Sparverträge, das Haus, die Äcker, alles, was er in seinem Leben aufgebaut und mühsam angespart hatte, für die Pflege aufgebraucht werden würde. Zusätzlich zu seiner Rente und dem Pflegegeld würde er monatlich etwa 1000 Euro bezahlen müssen. Nur 2600 Euro durften auf seinem Konto verbleiben, die wir dann für die Beerdigung nehmen konnten.

Mich beschlich ein tiefes Mitgefühl für meinen Vater, als ich darüber nachdachte. Mein Vater hatte sein Leben lang gespart und trotzdem würde er seinen Kindern nichts hinterlassen, alles würde für die Pflege aufgebraucht werden.

In ein paar Jahren wäre er ein Mann mit nur noch 2600 Euro auf dem Konto, sonst nichts. Ich erinnerte mich an die Bibelstelle: „Lehre uns bedenken, dass wir sterben müssen, damit wir klug werden!" (Psalm 90,12)

„Ach, Papa, wenn du wüsstest!"

Aber mein Vater würde es nie erfahren, er konnte es nicht mehr verstehen. Er saß da, den Mund offen, den Blick verschleiert, nur manchmal huschte ein Lächeln über sein Gesicht. Ihm war alles egal geworden, wo er saß, was er aß, wie er hieß, wann er schlief oder wann er wach war. Die

Hausärztin hatte kürzlich gesagt, für ihn wäre nur noch wichtig, dass er freundlich von jemandem angesprochen wird, weiter nichts.

Ja, eigentlich war er schon lange bereit zum Sterben und trotzdem schlug sein Herz immer weiter und weiter.

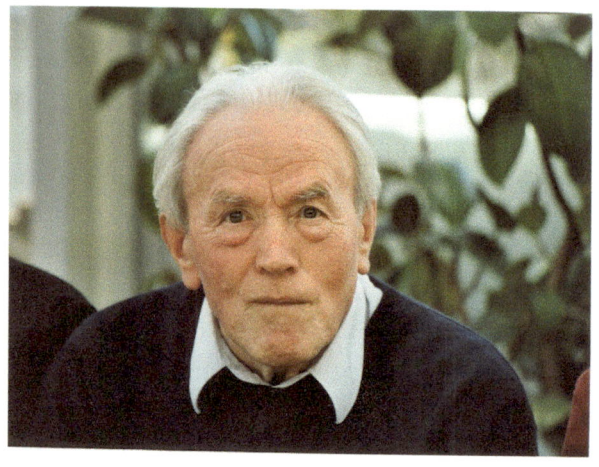

Im November 2009 bekam ich Gürtelrose und konnte meinen Vater nicht länger versorgen. Meine Ärztin warnte mich, es sei ein Zeichen meines Körpers, dass es jetzt genug sei mit der Pflege. In Absprache mit meinem Mann und meinem Bruder brachten wir meinen Vater zur Dauerpflege ins Altenheim.

Ich erholte mich recht schnell von der Krankheit, doch ich merkte, wie ausgelaugt mein Körper war. Darum entschieden wir, dass wir meinen Vater nicht mehr nach Hause zurückholen würden.

Ein gutes Jahr später, an einem Freitagnachmittag, teilte mir das Altenheim per Telefon mit, dass mein Vater gerade verstorben war. Ich hörte die Worte zwar, aber sie waren ganz weit von mir entfernt.

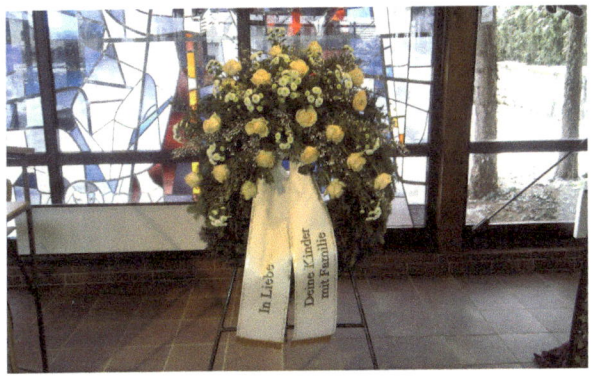

Beerdigung, 9.12.2010

Langsam, ganz langsam kamen sie in meine Realität und ich begriff, dass es wahr war.

Ich setzte mich auf unsere Couch im Wohnzimmer, mein Mann holte seine Gitarre und wir sangen das Lied „Your love never fails" von Chris McClarny & Anthony Skinner.

Der zweite Vers dieses Liedes sprach mir aus dem Herzen. Dort heißt es ins Deutsche übersetzt:

Der Wind ist stark und das Wasser tief,
doch bin ich nicht allein hier auf dem
offenen Meer,
denn deine Liebe versagt niemals.

Die Schlucht ist viel zu breit, nie hätte ich
gedacht, dass ich die andere Seite erreichen
kann,
aber deine Liebe versagt niemals.

Du bewirkst, dass mir alle Dinge zum
Besten dienen.

Das Lied drückte genau aus, was ich erlebt hatte. Der Abgrund der Pflege war viel zu breit. Ich hätte nie gedacht, dass ich die andere Seite erreichen könnte. Aber Gottes Liebe hatte nicht versagt. Ich hatte meinen Vater viele Jahre lang gepflegt, bevor er ins Altenheim gekommen war. Nun war er gestorben.

Am späten Nachmittag stand ich mit meinem Bruder vor unserem toten Vater und wir weinten gemeinsam.

Ein kleines Ereignis, kurz vor seinem Tod, gab mir viel Trost. Ich hatte ihn im Altenheim besucht und ihm aus der Bibel und aus dem Gesangbuch vorgelesen. Plötzlich war er aus seiner Abwesenheit aufgewacht, hatte mir direkt ins Gesicht geschaut und gesagt: „Oh, du mei Mädle!"

So bedankte er sich noch ein letztes Mal für das, was ich für ihn getan hatte.

Die resolute ältere Krankenschwester, die ihn betreute, erzählte mir später, dass sie bei der Sterbebegleitung gemerkt hatte, wie mein Vater mit dem Tod kämpfte. Sie hatte dann recht streng zu ihm gesagt, dass es jetzt Zeit wäre, zu gehen und loszulassen, es sei alles bereit und Jesus würde ihn abholen.

Wie recht sie hatte! Gleich danach tat mein Vater seinen letzten Atemzug.

Mein Vater starb kurz vor seinem 84. Geburtstag. Er war ein Jahr und einen Monat in der Dauerpflege im Altenheim gewesen und war zuvor neun Jahre von mir zu Hause gepflegt worden.

Lernprozesse und praktische Tipps

Nachdem mein Vater gestorben war, fragte man mich öfters, was ich denn in all den Jahren für mein Leben gelernt hatte.

Diese Lernprozesse und auch praktische Tipps, die mir sehr halfen, möchte ich zum Schluss hier weitergeben, denn ich muss sagen, es waren die härtesten neun Jahre meines Lebens, aber auch die lehrreichsten.

Ich habe gelernt, wie man sich abgrenzt

Grundsätzlich ist zu sagen, dass eine gesunde Abgrenzung nichts mit Vernachlässigung der zu pflegenden Person im körperlichen oder seelischen Bereich zu tun hat. Ich habe meinen Vater sehr gewissenhaft gepflegt, sodass die Ärztin mich immer wieder gelobt hat. Ich habe mich sehr bemüht und mir auch viele Dinge überlegt, damit es ihm gut ging und er sich wohlfühlte. Dazu gehörte, dass ich ihm seine Lieblingslieder auf CD kaufte oder ihm immer wieder Zeitungsberichte oder aus der Bibel vorlas.

Aber ich achtete auch sehr darauf, dass ich nicht völlig erschöpft war, denn das hätte weder ihm noch mir genützt! Deshalb habe ich mir immer wieder Auszeiten gegönnt und organisierte eine Betreuung für einen halben Tag. Ich habe alle

Angebote an Hilfsmitteln der Pflegekasse angenommen sowie die Kurzzeit- und Verhinderungspflege.

Ich habe meine Grenzen erkannt und meinem Vater gegenüber durchgesetzt.

- Gegenüber seiner Erwartung, dass das Mittagessen immer um 12 Uhr auf dem Tisch stehen muss.
- Gegenüber seiner Traurigkeit darüber, in Kurzzeitpflege gehen zu müssen. Er weinte wie ein kleiner Junge, weil er nicht dort bleiben wollte. Doch nur ein paar Tage später fand er da einen Freund.
- Gegenüber seinem Drängen, mir seelsorgerliche Probleme zu erzählen. Ich wollte mich nicht damit belasten und holte den Pfarrer, damit er diese Gespräche mit ihm führte.
- Gegenüber seinem Wunsch, dass ich den ganzen Tag neben ihm sitze. Ich ging ohne schlechtes Gewissen weg und einem Hobby nach, während jemand anderes nach ihm schaute.

Auch andere Leute hatten gewisse Erwartungen an mich, doch auch hier war es wichtig, meine Grenzen zu erkennen und meine Bedürfnisse nicht zu vernachlässigen. Ich konnte und wollte nicht allen entsprechen. Darunter waren:

- Die Erwartungen, die einige Bekannte an mich hatten, meinen Vater bis zu seinem Tod zu pflegen. Ich sagte von Anfang an, wenn mein Mann oder die Kinder nicht mehr mitmachen, dann gebe ich ihn ins Pflegeheim.
- Der Druck, ihn nie auch nur für kurze Zeit wegzugeben. Jedes Jahr nutzte ich die Kurzzeit- und Verhinderungspflege für meine Erholung und meinen Urlaub.
- Die Erwartung, jeden Besuch zu empfangen. Ich hatte genug mit der Pflege zu tun. Deshalb lud ich keinen schwierigen Besuch ein, aber dafür oft meine Großtante. Mit ihr war mein Vater sehr gerne zusammen und sie konnte sich mit ihm gut unterhalten – das tat meinem Vater gut und mir auch.

Ich distanzierte mich von dem Gerede in meinem Heimatdorf. Ich schützte mich vor Verletzungen, indem ich mir sagte, dass es mir völlig egal sein konnte, was die Leute über mich redeten. Ob es gutes oder schlechtes Gerede war, interessierte mich nicht. Die meisten konnten sich sowieso nicht vorstellen, wie mein Leben aussah.

Humor

Eins der wichtigsten Dinge im Zusammenleben mit einem Demenzkranken ist Humor. Humor ist eine Gabe, für die man nicht genug danken kann!

Oft behauptete mein Vater Dinge, die nicht logisch waren oder nicht der Wahrheit entsprachen. Wir mussten lernen, mit ihm nicht einen „Wahrheitskampf" zu kämpfen, sondern auf humorvolle Weise die Situation leichtzunehmen.

Mitunter lachten wir zusammen mit meinem Vater so herzhaft, dass uns der Bauch wehtat. Mein Vater wusste zwar nicht, warum er lachte, doch das war egal, danach war alles wieder in bester Ordnung.

Ohne Jesus hätte ich es nie geschafft

Manchmal waren Situationen so ausweglos, dass ich wirklich hätte verzweifeln können. In diesen Momenten war niemand da, der mir beistehen konnte. Es gab nur meinen Vater und mich – und Jesus.

Als mein Vater beispielsweise einen Bauchdeckenkatheter gelegt bekam, wurde diese Operation ambulant durchgeführt. Das Krankenhaus war nicht bereit, ihn wenigstens eine Nacht zu behalten. Mein Vater bekam auch keine Narkose, sondern wurde nur örtlich betäubt. So war die Operation die reinste Tortur für ihn, für den Arzt und auch für mich.

Er spürte, dass etwas mit ihm passierte, konnte es aber nicht einordnen. Auch konnte man ihm nichts erklären, weil er nichts mehr begriff. Deshalb schrie er die ganze Operation hindurch und fuchtelte mit den Armen, wollte immer irgendetwas greifen, das er jetzt gerade nicht haben konnte. Ich bin heute noch dankbar, dass der Chirurg ein älterer, erfahrener Arzt war, der sich nicht aus der Ruhe bringen ließ. Die Operation war gelungen, ich war froh, dass mein Vater es nun hinter sich hatte, da warnte mich der Arzt, dass mein Vater sich den Bauchdeckenkatheter daheim gleich wieder herausziehen könnte. Gute Aussichten, oder?

„Übrigens", sagte der Arzt, „Sie haben meine höchste Anerkennung für das, was Sie tun!"

Gerade erst war ich selbst zu Hause angekommen, da brachte der Krankentransport meinen Vater auch schon. Die zwei Sanitäter, die ihn betreut hatten, waren völlig überfordert mit ihm.

Er hatte sich inzwischen im Krankenwagen übergeben und so bekam ich meinen Vater zurück: Von oben bis unten voll mit Erbrochenem, die Windel voll, frisch operiert, völlig „durch den Wind", schreiend. Die zwei jungen Leute vom

Krankentransport waren froh, dass sie schnell wieder gehen konnten. Beim Hinausgehen sagte der junge Mann noch, ich täte ihm leid, und dann fing die junge Frau an zu würgen.

Ich war froh, dass sie gingen, denn ich wollte nicht noch mehr Erbrochenes wegputzen.

Dies war eine Situation, die niemand sich aussuchen würde und in der man verzweifeln könnte.

Da bat ich Jesus um Weisheit, wie ich jetzt vorgehen sollte, und das Wunder geschah!

Jesus sagte mir Schritt für Schritt. „Zuerst ziehst du Handschuhe an, jetzt ziehst du seine Weste und seinen Pullover aus, das wirfst du alles in die Badewanne ..." Nach relativ kurzer Zeit lag mein Vater im Bett, sauber und frisch.

Da wusste ich, dass Jesus in den ausweglosesten Situationen da ist, mir konkret hilft und mich nicht alleine lässt. Er steht mit mir zusammen mitten in der Kacke! Er ist einfach mein Held!

Wenn Sie Jesus noch nicht kennen, müssen Sie ihn unbedingt kennenlernen. Er ist das Beste, was einem passieren kann. Machen Sie sich auf die Suche nach ihm und sagen Sie ihm einfach, dass er sich Ihnen offenbaren soll. Er tut es, ganz sicher.

Was hat diese extreme Lebensphase mit mir persönlich gemacht?

Sicher ist es immer sehr individuell, welche „Leichen aus dem Keller" so eine intensive Zeit hervorholt.

Bei mir kamen Dinge hoch, die mit der Beziehung zu meinem Vater zu tun hatten und noch nicht verarbeitet waren, wie zum Beispiel Bitterkeit, Selbstmitleid, Trotz.

- Bitterkeit, dass ich jetzt seine Misere auslöffeln musste und nicht meinem neu erlernten Beruf nachgehen konnte.
- Selbstmitleid: Ich sollte jetzt alles für ihn tun, obwohl er mir nicht die Förderung gegeben hatte, die ich meiner Meinung nach als Kind gebraucht hätte.
- Handlung aus Trotz: Mein Vater hatte sein Geld immer sehr zusammengehalten, er war nicht so freigiebig gewesen wie meine Mutter. Wenn er mich nun während der Pflege sehr aufregte, sagte ich zu meinem Vater: „Ich kauf mir jetzt etwas Schönes von deinem Geld." In dem Moment genoss ich es, von ihm etwas zu bekommen, das tat mir sehr gut.

Abschließend kann ich nur empfehlen, den Dingen, die hochkommen, nicht aus dem Weg zu gehen, sondern Hilfe zu suchen bei einem Seelsorger, Berater oder Therapeuten und sie aufzuarbeiten.

Weil ich ehrlich mit den Dingen umging, konnte ich sie auch in der Seelsorge oder anderweitig gut bearbeiten und loslassen, sodass sie mich heute nicht mehr belasten.

Ich gehöre zu den 20 Prozent der pflegenden Angehörigen, die nicht depressiv wurden, genauso, wie mein Sohn es vorausgesagt hatte.

Dafür bin ich sehr dankbar.

Praktische Tipps für die häusliche Pflege

Abschließend möchte ich noch ein paar praktische Tipps für die häusliche Pflege geben, jedoch ohne Gewähr, da die Krankenkassen jederzeit wieder etwas ändern können.

- Bei plötzlichen Ereignissen fühlt man sich überfordert. Es ist gut, am Anfang viel Hilfe von professionellen Pflegekräften anzunehmen. Wenn man seinen neuen Lebensrhythmus gefunden hat, kann man diese Hilfe wieder reduzieren. Scheuen Sie sich nicht, die Pflegedienste in Anspruch zu nehmen, denn das sind Profis, die sie zwar mit dem Pflegegeld bezahlen müssen, das sonst den pflegenden Angehörigen zusteht, aber die ihnen sehr viel abnehmen können. Sie schonen dadurch Ihre Kräfte, die Sie dringend brauchen.

- Man kann zuerst eine Kurzzeitpflege anstreben und dann sehen, ob die Pflege auch zu Hause realisierbar ist und umgekehrt. Nicht jeder kann seine Angehörigen pflegen, das ist keine Schande, sondern umstände- und persönlichkeitsabhängig.
- Bei plötzlichen Ereignissen wird man in den Krankenhäusern vom Sozialdienst bei der Organisation der Pflege bzw. Versorgung der Patienten unterstützt. Wichtig ist eine Vorsorgevollmacht bzw. Generalvollmacht, diese vereinfacht die Prozesse deutlich.
- Die Pflegegrade müssen bei der Krankenkasse beantragt werden, dazu kommt eine Pflegekraft des medizinischen Dienstes der Krankenversicherung (MdK) zu Ihnen nach Hause. Das Pflegegeld wird rückwirkend ab Antragstellung bezahlt, daher ist eine frühzeitige Antragstellung wichtig.
- Ab einem Schwerbehindertengrad über 80 Prozent wird der Krankentransport von

den Krankenkassen immer übernommen, davor ist er genehmigungspflichtig oder muss selbst übernommen werden, Fahrten zur stationären oder teilstationären Behandlung werden immer übernommen.
- Der Arzt muss stets prüfen, ob medizinische Leistungen auch von Angehörigen übernommen werden können, wie z. B. Tabletten richten und deren Einnahme überwachen, Kompressionsstrümpfe an- und ausziehen. Sollten Sie verhindert sein, kann der Pflegedienst einzelne Tage übernehmen. Dies kann man über die Verhinderungspflege abrechnen.
- Inkontinenzartikel werden quartalsweise verordnet, die zuständige Krankenkasse gibt Auskunft darüber, über wen sie bezogen werden können (z. B. Sanitätshaus, Apotheke, Großhändler für Pflegeartikel).
- Nachtstuhl, Bade-/Duschhilfen, Pflegebett, Rollstuhl, Pflegestuhl etc. werden vom Arzt rezeptiert. Die Verordnung und Genehmigung ist abhängig von den Diagnosen und dem Pflegeaufwand.
- Seit 2017 werden Demenzkranke und ihre pflegenden Angehörige noch besser

unterstützt, was sehr erfreulich ist. Denn jede Hilfe bedeutet Erleichterung und mehr Zeit für sich und Ihren Angehörigen. Zum Beispiel Tagespflege, Ersatzpflege, besondere Beratungsangebote oder Anleitung und Betreuung durch Pflegedienste.
- Urlaube sollten rechtzeitig geplant werden und die Versorgung des zu Pflegenden organisiert werden, Kurzzeitpflegeplätze sind rar, besonders in Ferienzeiten und für Männer.
- Scheuen Sie sich nicht, andere Familienmitglieder in die Pflege mit einzubinden. Vielleicht kann eine Schwester, ein Bruder oder eines der Enkelkinder, Nichten, Neffen die Pflege ja für ein paar Tage im Jahr übernehmen. Setzen Sie die anderen aber nicht unter Druck, die beruflichen und familiären Verpflichtungen jedes Menschen sind unterschiedlich.

Ich wünsche Ihnen viel Weisheit, Geduld und Kraft bei der Pflege ihrer Angehörigen.